OBSERVATIONS MÉDICALES

SUR LES

EAUX MINÉRALES

DE

POUGUES (NIÈVRE)

PAR

LE DOCTEUR LOGERAIS

Médecin-Inspecteur

Membre correspondant de la Société médicale d'hydrologie, de la
Société médicale du Panthéon, ancien président de la Société
de médecine d'Angers (années 1863 et 1864).

ANNÉE 1866.

PARIS,

VICTOR MASSON & FILS.

M DCCC LXVII

OBSERVATIONS MÉDICALES

SUR LES

EAUX MINÉRALES DE POUGUES.

NEVERS,

FAY, IMP. DE LA PRÉFECTURE, DE L'ÉVÊCHÉ, ETC.,

Place de la Halle et rue du Rempart, 1.

OBSERVATIONS MÉDICALES

SUR LES

EAUX MINÉRALES

DE

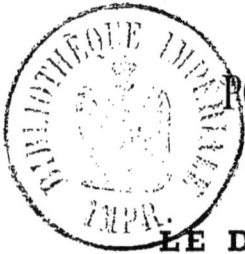

POUGUES (NIÈVRE)

PAR

LE DOCTEUR LOGERAIS

Médecin-Inspecteur

Membre correspondant de la Société médicale d'hydrologie, de la
Société médicale du Panthéon, ancien président de la Société
de médecine d'Angers (années 1863 et 1864).

———✳———

ANNÉE 1866.

———✳———

PARIS,

VICTOR MASSON & FILS,

—

M DCCC LXVII

1867

INTRODUCTION.

Ce travail n'est pas un traité dogmatique et théorique sur les eaux minérales de Pougues, mais un simple recueil d'observations prises à la source. Ces eaux sont employées depuis long-temps et connues du corps médical, quoiqu'à mon avis elles ne soient pas suffisamment appréciées.

J'ai voulu établir par des faits qu'elles étaient efficaces dans certaines affections ; mais je ne prétends pas démontrer pourquoi elles réussissent souvent mieux que certaines eaux plus répandues. Elles sont toniques et fortifiantes, tout en étant altérantes. Peut-être arriverons-nous un jour à dégager en partie l'inconnu de ce succès.

En attendant, je veux m'adresser aux praticiens et leur présenter des faits qui puissent les mettre sur la voie du traitement, quand il s'agit de guérir ou même

1

de soulager des malades pour lesquels ils emploient souvent en vain toutes les ressources de la thérapeutique.

Dans la pratique médicale on rencontre à chaque pas une foule d'affections vraiment désespérantes, pour lesquelles la médication la mieux dirigée ne peut rien ou n'a qu'une action éphémère. C'est à ces malades que les eaux minérales conviennent principalement ; leur action lente et prolongée modifie l'économie d'une manière plus certaine et plus durable.

Il existe certaines affections très-tenaces et très-rebelles dans lesquelles l'eau de Pougues réussit parfaitement. Les troubles fonctionnels digestifs, liés même parfois aux lésions des organes, les maladies des reins, de la vessie, la gravelle, la goutte, le diabète sont très-avantageusement modifiés par ce traitement. Je ne prétends pas qu'elles soient les seules eaux minérales qui conviennent en pareil cas ; mais elles sont utiles et souvent excellentes. Je viens prouver cette assertion par des observations recueillies avec soin pendant le traitement des malades et prolongées pour la plupart par les renseignements que ces mêmes malades ont bien voulu me fournir après avoir quitté

Pougues. Je tenais essentiellement à avoir ainsi la suite de mes observations, afin de constater la durée de l'efficacité du traitement. Je suis heureux que mes malades aient généralement aussi bien tenu l'engagement qu'ils avaient pris vis-à-vis de moi.

Reaucoup de médecins éminents ont bien reconnu les vertus de l'eau de Pougues, et je ne m'étonne pas que notre maître, M. le professeur Trousseau, la préconise et la recommande d'une manière toute particulière.

M. Pidoux, dans le rapport général à S. Exc. M. le Ministre de l'agriculture, du commerce et des travaux publics sur le service médical des eaux minérales de France pendant l'année 1863, a présenté des considérations et des *desiderata* dont je reconnais toute la justesse et en apprécie l'opportunité :

1° Les eaux minérales conviennent surtout aux affections chroniques.

2° Ces affections sont le plus souvent héréditaires ; elles passent entre elles, soit chez les malades qui en sont atteints, soit chez les ascendants et les descendants de ces malades par certaines filiations qu'il serait utile de bien connaître, et sur lesquelles il faudrait être bien fixé. Il en résulte que, par suite de ces transformations successives, telles eaux conviendraient à tel âge, à tel degré de maladie, et telles autres à telle autre époque de la maladie ainsi transformée.

3° Qu'ainsi, par l'entremise des médecins-inspecteurs attachés à chaque source, qui sont à même de suivre les malades qui passent ainsi de source en source pour y chercher la santé, il pourrait à la longue être établi un travail qui fixerait les sources d'eaux minérales les plus convenables pour le traitement des diverses maladies à leur âge différent, et surtout des dispositions héréditaires à ces affections.

On pourrait ainsi arriver à faire de la médecine vraiment préventive et combattre chez les enfants et même chez les adultes les dispositions héréditaires aux différentes affections chroniques qu'ils portent en eux.

Il serait à désirer que des relations fussent organisées entre les médecins-inspecteurs des établissements thermaux, dans le but de connaître le mouvement, la marche et les transformations des maladies chroniques chez les individus et dans les familles.

J'ai cru pour mon compte que nous devions, chacun en ce qui nous concerne, entrer dans cette voie et

faire ainsi servir la position que nous occupons à l'avan-
cement d'une grave question. Car c'est une question
de médecine sociale que de détruire à la longue,
autant que nos moyens le permettent, des affections
en germe chez tant d'individus qui abâtardissent l'espèce humaine. Elles viennent apporter une fin pré-
maturée et misérable à une foule d'existences qui
auraient pu fournir une plus longue et plus fructueuse
carrière. C'est dans un traitement thermal bien fait,
bien coordonné que les gouvernements trouveront un
jour les remèdes à ces misères.

Je me suis appliqué, autant qu'il a été possible,
à bien m'assurer des dispositions héréditaires des malades soumis à mon observation. Ceci, quoique simple
en apparence, n'est pas toujours facile ; les malades
bien souvent ne nous donnent sur ce point que des
indications tout à fait insuffisantes. Cependant à la
longue on doit arriver à des résultats plus satisfaisants.
Je ferai donc tous mes efforts pour suivre la ligne
tracée par mon éminent collègue.

Un médecin d'eaux minérales se trouve dans une position excellente pour faire l'étude de toutes les variétés
d'affections, qui, nouveaux Protées, subissent toutes les

influences apportées par la constitution , l'âge , le régime, les différents genres de vie, etc. Il lui faut
l'habitude de voir les malades , que son attention soit
toujours éveillée, afin de saisir toutes les nuances qu'il
peut rencontrer. Cette clinique thermale , c'est le
nom qu'elle doit prendre , est très-curieuse, mais
difficile.

Nouveau venu dans l'inspection des eaux minérales,
je compte porter de ce côté un examen attentif, et faire
servir à l'étude de ces questions les fruits d'une expé-
rience déjà assez longue dans la pratique médicale.

Pougues, chef-lieu de canton dans le département de la Nièvre, est placé sur la ligne du Bourbonnais, à cinq heures de Paris et à un quart d'heure de Nevers, dans un bassin très-pittoresque, abrité par des collines boisées, qui offrent aux buveurs des promenades fort agréables. Le pays est très-sain. Le choléra n'a jamais été vu à Pougues.

La fontaine, située à l'entrée d'un parc bien dessiné, entre le casino et l'établissement des bains, est très-bien captée ; elle fournit une eau claire et limpide, de laquelle se dégagent incessamment des bulles de gaz acide carbonique.

Cette source est classée parmi les bi-carbonatées calciques. Sa température est de 12° centigrades.

La dernière analyse, faite par MM. Boulay et Henri, date de 1837.

La voici, telle qu'elle est présentée dans l'*Annuaire des eaux de France* et dans le *Dictionnaire général des eaux minérales :*

Eau, un litre.

	Litre.
Acide carbonique.	0 33

	Gramme.
Bi-carbonate de chaux	1 3269
— de magnésie	0 9762
— de soude, avec traces de sel de potasse	0 6362
— de fer.	0 0206
Sulfate de soude.	0 2700
— de chaux	0 1900
Chlorure de magnésium.	0 3500
Matière organique soluble (glairine) . .	0 0300
Phosphate de chaux et d'alumine. . .	Traces.
Acide silicique et alumine	0 0350
	3 8349

On ajoute dans le *Dictionnaire des eaux minérales* que cette source exhale une odeur sulfureuse assez prononcée, ce qui tient sans doute à la décomposition des sulfates par la matière organique.

C'est une erreur ; l'eau est parfaitement inodore ; peut-être qu'avant le captage qui a été opéré avec beaucoup de soin, il y a déjà plusieurs années, ce phénomène se présentait-il ; mais maintenant cela n'arrive jamais.

L'analyse de MM. Boulay et Henri a été faite il y a 30 ans. Depuis cette époque la science a fait des progrès ; en outre, la source a été très-bien captée. J'ai pensé qu'il était nécessaire qu'une nouvelle analyse fût faite. Attaché comme médecin-inspecteur au ministère de l'agriculture, du commerce et des travaux publics, j'ai cru que je devais m'adresser à l'École des mines, qui relève du même ministère. J'ai fait puiser devant moi 10 bouteilles à la source où boivent les malades ; elles ont été emplies, bouchées et capsulées avec soin. Je les ai immédiatement envoyées à M. Rivot, ingénieur en chef des mines, professeur et préparateur de chimie à l'École des mines. Je ne pouvais m'adresser à des mains plus habiles et plus expérimentées. M. Rivot a déjà analysé la plus grande partie des eaux minérales de France ; de sorte que nous avons ici toutes les garanties désirables pour avoir un travail officiel aussi exact que possible.

Voici la copie de la lettre que M. Rivot m'a envoyée le 10 janvier 1867 :

2

*Eau minérale de Pougues adressée par M. le docteur Loge-
rais, médecin-inspecteur des eaux.*

Cette eau laisse un dépôt formé principalement de car-
bonate de chaux mêlé à beaucoup de matières organiques
et à un peu de peroxyde de fer.

L'analyse a donné par litre :

	Grammes.
Résidu sec.	2 7900
Résidu calciné.	2 5190
Matières organiques. . .	0 2710

On a dosé par litre d'eau (dépôt compris) :

	Grammes.
Acide carbonique libre.	0 6091
Acide carbonique des bi-carbonates.	1 0098
Acide carbonique des carbonates. .	1 0033
Acide chlorhydrique.	0 1275
Acide sulfurique.	0 1450
Silice.	0 0150
Peroxyde de fer	0 0146
Chaux	0 7000
Magnésie	0 1150
Potasse.	0 0450
Soude.	0 6290
	4 4133

Cette analyse prouve que l'eau de Pougues renferme beaucoup d'éléments minéralisateurs. Elle en dénote davantage que celle faite en 1837 par MM. Boulay et Henri : 0 gr. 5784 en plus.

Nous ne devons donc pas nous étonner si l'eau de Pougues a de la puissance et si elle possède une action véritable contre une foule de maladies.

OBSERVATIONS.

Nº 1. Affection du foie et de l'estomac.

Mme F..., de Paris, me fut adressée par mon ami le docteur Gouraud. Cette dame, âgée de 69 ans, d'un tempérament sec et bilieux, a une constitution assez affaiblie. Femme d'un ancien consul, elle a habité différents climats : l'Amérique du Sud, l'Afrique. Sa santé s'est ressentie de ces différentes migrations. Elle a déjà fréquenté plusieurs stations thermales pour le rétablissement de sa santé : Vichy, Plombières, Ems. Mme F... éprouve depuis long-temps des douleurs du côté de l'estomac et du foie; ses digestions sont difficiles; elle a souvent des dérangements considérables auxquels succède une constipation opiniâtre. Une grande éructation de gaz la gêne beaucoup; elle se trouve très-amaigrie, est forcée de faire un choix très-sévère dans ses aliments, qu'elle

vomit parfois. Tel est l'état de souffrance qu'elle présente à son arrivée. Je lui prescris l'eau en boisson à
très-petite dose ; au début, un 1/2 verre matin et soir,
dose qu'elle augmente progressivement jusqu'à 2 verres,
puis 3 verres. Elle en fait également usage à ses repas,
coupée avec du vin. Elle prend un bain d'un jour l'un.

Son état s'améliore promptement ; l'appétit revient, les
digestions se font mieux, la douleur stomacale disparaît.
Mme F... est enchantée d'être venue à Pougues. Bientôt,
de tous ses accidents antérieurs, un seul persiste : la
constipation. Une douche ascendante quotidienne met
bientôt ordre à cette gêne, et toutes les fonctions se rem-
plissent à merveille. Mme F... reste 28 jours à Pougues.
2 mois après son retour à Paris, elle me donnait de ses
nouvelles, et était très-contente de sa saison. 5 jours
après son retour, elle avait éprouvé une des plus fortes
crises bilieuses qu'elle n'eût subies depuis long-temps.
Selles abondantes et vomissements bilieux. Cette crise,
accompagnée de fièvre qui la retint quelques jours au
lit, fut considérée par elle, ainsi que par son médecin,
comme produite par les eaux qu'elle avait prises. Elle se
rétablit très-promptement, trouve son état bien amé-
lioré, est beaucoup plus forte, beaucoup plus *en train*
qu'auparavant. Son appétit est bon, elle digère bien,
enfin, se trouve aussi bien que possible.

Je revois Mme F... au mois de décembre ; elle paraît

rajeunie de 10 ans. Son teint est frais ; elle a engraissé
et se porte merveilleusement.

N° 2. Dyspepsie, névropathie stomacale, anémie.

M. B..., de Loches, receveur de l'enregistrement, âgé
de 46 ans, arrive à Pougues dans un état de délabre-
ment très-marqué. Ce fonctionnaire, très-assidu à son
bureau, ne prenant presque pas d'exercice, était arrivé
à ne pouvoir plus manger, tant ses souffrances d'estomac étaient vives. Il est pâle, son teint est plombé, sa
langue est chargée, pâteuse ; il souffre horriblement
après l'ingestion des aliments, vomit souvent et a une
constipation opiniâtre ; il éprouve parfois un mouvement
fébrile ; son moral est très-affecté ; il est morose, d'une
humeur assez difficile. M. B... prend l'eau de Pougues,
en commençant par 2 verres matin et soir, arrive promptement à 3 ; reçoit des douches générales. L'amélioration se déclare très-promptement ; la langue se nettoie,
l'appétit devient meilleur, les douleurs épigastriques
diminuent, puis disparaissent graduellement ; la constipation est combattue avantageusement par les douches
rectales ascendantes, le teint s'éclaircit, le caractère
change. M. B..., n'éprouvant plus de souffrances, devient
gai et d'une humeur facile ; les garderobes se font

normalement, et le malade part au bout de 21 jours enchanté de son traitement.

N° 3. Dyspepsie très-intense.

Mᵐᵉ F..., de Paris, âgée de 52 ans, m'est adressée par M. le docteur Vigla comme ayant été dyspepsique toute sa vie. Cette dame, qui a éprouvé beaucoup de chagrins et a subi toute espèce de traitements, a été à Vichy, à Royat, etc. La malade arrive fort souffrante et ne peut supporter presque aucune nourriture, tant les douleurs stomacales sont vives ; elle a souvent été prise de vomissements très-intenses ; elle a la langue chargée et saburrale à un haut degré, a un arrière-goût amer et salé très-prononcé, et tout ce qu'elle prend conserve cette saveur ; elle ne peut manger aucune viande et ne peut prendre que des panades très-légères et des œufs sans pain.

Après quelques jours de traitement par l'eau en boisson à dose très-faible et quelques bains la langue se nettoie, le goût salé diminue ; Mᵐᵉ F... commence à manger de la viande, en très-petite quantité il est vrai ; tout va mieux ; elle supporte assez bien les douches. Déjà elle avait essayé ce genre de médication, et il lui avait été très-contraire, dit-elle. J'insiste néanmoins, et tout

semble marcher à merveille. Mais Mme F... trouve
bientôt que les douches développent chez elle davantage
de chaleur ; elle ne veut plus manger de viande,
suspend ses douches et ne veut plus en entendre parler.
La langue est cependant toujours meilleure et ne présente plus de saburres ; néanmoins elle diminue ses
verres d'eau ; elle était arrivée à 3, matin et soir ; elle
n'en prend plus à ses repas, enfin elle va retomber, dit-
elle, elle le sent. C'est une malade assez indocile qui,
accoutumée à souffrir et à ne faire qu'à sa tête, suit assez
mal les prescriptions qui lui sont faites. Mme F... ne boit
donc plus d'eau qu'en très-petite quantité ; néanmoins
elle digère mieux, recommence à manger du poulet et se
trouve assez bien. Sa langue est belle, elle n'a plus son
arrière-goût amer et salé ; elle ne se nourrit plus que de
poulet, n'ayant pas voulu reprendre les côtelettes et les
biftecks que je lui avais fait manger, mais n'a plus
aucune douleur à l'estomac. Elle part après 21 jours de
traitement dans un état très-satisfaisant. Elle n'a éprouvé
aucun vomissement pendant son séjour à Pougues.

Si ici nous n'avons pas eu une guérison complète,
nous pouvons dire que nous avons obtenu une grande
amélioration. L'état de Mme F... était très-pénible ; il
pouvait être considéré comme un cas de dyspepsie très-
prononcé.

Le père de cette dame est mort d'une affection can-

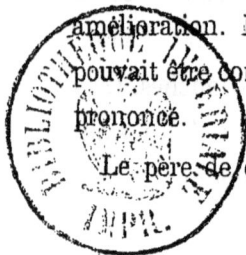

3

céreuse du foie. Son médecin habituel, que j'ai vu au mois de décembre, craint qu'elle ne finisse par une affection de mauvaise nature. Après cet état d'amélioration, qui a eu une certaine durée, Mme F... est retombée dans un état dyspepsique des plus prononcés.

N° 4. Dyspepsie.

Le prince russe K..., âgé de 45 ans, grand, fort, vigoureux, ayant un peu abusé de la vie et surtout des plaisirs de la table, a la langue sale et pâteuse, peu d'appétit ; il a des éructations fréquentes ; ses digestions sont pénibles et laborieuses.

Il prend au début 2 verres d'eau matin et soir, et voit bientôt disparaître ses douleurs stomacales qui existaient depuis long-temps. L'amélioration se fait rapidement, l'appétit devient dévorant. Il n'est soumis aux douches qu'au sixième jour de son traitement. Ses urines deviennent très-promptement alcalines. Ce phénomène ne se présente pas ordinairement pendant l'ingestion prolongée de ces eaux alcalines. L'appétit se maintient excellent, bien que la langue reste toujours un peu blanche, et le prince K... n'éprouve plus aucune douleur gastrique, ce qui se présentait chaque jour avant son arrivée à Pougues, qu'il quitte après 20 jours de séjour, dans un état de santé très-satisfaisant.

Nº 5. Gastralgie, névropathie dorsale.

Mᴵˡᵉ de K..., de Nancy, âgée de 20 ans, grande, maigre, arrive à Pougues le 7 juin fort souffrante. Cette
jeune fille éprouve des douleurs très-vives dans toute la
région dorsale, ainsi qu'à l'estomac ; ses digestions sont
laborieuses. Elle est bien menstruée. L'auscultation, pra-
tiquée avec soin, donne une respiration normale. Toutes
ces souffrances influent sur le moral, de sorte que cette
jeune personne, naturellement très-gaie et pleine d'en-
train, est triste et morose. Mais le traitement, consistant
en boisson, bains et douches, change bientôt cet état ; la
digestion se fait mieux, les douleurs stomacales disparaissent ainsi que les dorsales, qui sont provoquées une
fois seulement par la première douche en lames que reçoit
Mᴵˡᵉ de K... le cinquième jour de son traitement. Jusque-
là, je m'étais contenté de lui faire donner des douches
en arrosoir. Mais c'est un accident passager qui n'a pas
de suites ; elle reprend ses douches en lames, et l'amélioration continue ; les douleurs de dos disparaissent complètement, ainsi que les douleurs gastralgiques. Mᴵˡᵉ de
K... interrompt son traitement pendant 5 jours, et part
au bout d'un mois complètement débarrassée de ses
misères, pleine de vie et de gaieté.

Six mois après, Mᴵˡᵉ de K... me donne de ses nouvelles.

Sa santé est toujours excellente. Pougues lui a rendu la force et la vie. Elle n'a pas éprouvé de rechute.

N° 6. Dyspepsie chronique, névropathie.

Mme B..., de Dijon, âgée de 34 ans, d'une constitution un peu lymphatique, est souffrante depuis long-temps. Elle a des douleurs générales et surtout stomacales, qui lui permettent à peine de manger ; ses digestions sont lentes et difficiles ; elle éprouve un gonflement de l'estomac après les repas, ne peut supporter aucun corset ni aucun lien sur cette région. Cet état de souffrance a résisté à une foule de moyens employés par les différents médecins qu'elle a consultés. Mme B... arrive à Pougues très-souffrante et très-découragée. Elle se met à boire l'eau à petite dose, qu'elle augmente graduellement, prend des bains et reçoit des douches froides. L'amélioration ne tarde pas à se manifester ; les digestions deviennent faciles, les douleurs ainsi que ce gonflement stomacal si pénible disparaissent, et Mme B part après un mois de traitement dans un état très-satisfaisant.

N° 7. Dyspepsie, névropathie, vertiges, chloro-anémie.

M. B..., le mari de la dame qui fait le sujet de l'observation précédente, a des souffrances générales ; il est pâle, jaune, se croit bouffi, se plaint de douleurs vagues à la région de la rate, qui ne présente aucun gonflement. C'est un hypocondriaque présentant une dyspepsie assez prononcée ; ses digestions sont lentes, laborieuses ; il est porté à se croire atteint d'une foule d'affections ; ses urines ne présentent aucune trace d'albumine et de glucose. L'an dernier, M. B... a été à Divonne suivre un traitement hydrothérapique dont il s'est assez bien trouvé, mais qui, néanmoins, lui a laissé à peu près toutes ses misères.

Je lui fais administrer des douches ; il boit de l'eau, dont il finit par éprouver une saturation complète après un mois de traitement ; mais ses digestions sont faciles, ses douleurs ont disparu, le teint est redevenu frais et fleuri, et il part complètement rétabli.

M. et Mme B... avaient amené 2 jeunes enfants de 7 à 10 ans, faibles et délicats ; le petit garçon surtout, âgé de 8 ans, est pâle, bouffi, chloro-anémique. Je soumets ces enfants au traitement de l'eau en boisson et des douches pour le petit garçon. Ils se fortifient rapidement et en reçoivent un bénéfice surprenant.

N° 8. Gastralgie, affection hémorrhoïdale.

M. le baron de G..., procureur général, fatigué par un travail de cabinet très-assidu, m'est adressé à Pougues par le docteur Gouraud pour se guérir d'une gastralgie assez intense, caractérisée par des digestions difficiles et laborieuses. M. le baron est en même temps atteint d'une affection hémorrhoïdale qui lui occasionne beaucoup de gêne, sans toutefois présenter de fluxions très-marquées.

Le traitement, consistant en eau en boisson, en bains alcalins, plus des douches anales administrées contre ces hémorrhoïdes, amène une amélioration sensible dans l'état général et local du malade. Les douches anales produisent une légère excitation qui se traduit par un suintement de sang.

Néanmoins, M. de G... part après 17 jours de traitement seulement et dans un état très-satisfaisant.

N° 9. Dyspepsie, engorgement de la rate, affection goutteuse.

Mme la comtesse de S..., des environs d'Angers, âgée de 69 ans, d'une santé assez délicate, arrive à Pougues fort amaigrie, avec des douleurs stomacales assez intenses, des digestions lentes et laborieuses et un état de constipation habituel. Elle présente dans l'hypocondre gauche une matité qui dépasse les fausses côtes d'un travers de doigt et demi. Depuis 10 mois elle a pris des purgations fréquentes qui l'ont beaucoup fatiguée.

Mme de S... est soumise à l'usage des eaux de Pougues à petite dose, qui est augmentée ensuite graduellement.

jusqu'à 3 verres matin et soir. D'un jour l'un elle prend
un bain additionné de chlorure de sodium. La malade est
soumise aussi pendant quelques jours à la douche ascendante pour combattre sa constipation ; mais elle ne veut
pas continuer ce moyen, qui réussit toujours si bien
dans ce genre d'accident. Son état s'améliore promptement, l'appétit devient excellent, les digestions se font
très-bien, les douleurs de l'estomac disparaissent complètement, le teint devient rosé, le gonflement de la rate
disparaît, ce que je constate le 22ᵉ jour de son traitement
par un examen attentif de la région abdominale.

Mᵐᵉ de S... avait présenté quelques atteintes de goutte.
Cette affection était héréditaire dans sa famille.

Nᵒ 10. Hypertrophie du foie, vomissements bilieux, lypothimies.

M. F..., ancien notaire, âgé de 50 ans, d'une bonne
constitution, a eu une fièvre typhoïde il y a 8 ans, et
depuis ce temps sa santé, auparavant excellente, a été
dérangée. Il y a quatre ans, il a été pris tout-à-coup
d'évanouissements, suivis de vomissements bilieux. Ces
accidents se présentent assez souvent, tous les 15 jours
environ, et ont ordinairement 2 jours de durée. Il n'a
jamais eu rien qui ressemblât à une attaque d'épilepsie.
Le malade est habituellement constipé, mais la diarrhée

succède souvent à la constipation. Il présente une légère
tuméfaction à la région du foie qui dépasse les fausses
côtes. Cette partie est très-sensible à la pression.

Le traitement consiste en douches quotidiennes et en
eau prise en boisson à doses progressivement croissantes,
jusqu'à 3 verres matin et soir. Elle passe à merveille.
L'état général devient très-satisfaisant, l'appétit est très-
bon; il ne survient aucun accident, et une époque pério-
dique passe sans qu'il n'éprouve rien. A la fin de sa
saison, le 21e jour, j'examine avec soin la région du
foie. Cet organe ne dépasse plus les fausses côtes; son
volume paraît normal; il dénote encore un peu de sensibilité à la percussion, mais le malade est fort bien.

J'ai reçu des nouvelles de M. F... dans le courant du
mois de décembre. Sa santé était toujours très-bonne;
depuis son retour de Pougues il n'avait ressenti aucune
des indispositions qu'il éprouvait si souvent avant d'y
venir. Aussi attribuait-il cette amélioration au traitement
par les eaux minérales.

N° 11. Dyspepsie, irritation gastro-intesti-nale, légère gravelle urique.

M. P..., de Saint-Quentin, âgé de 53 ans, m'est
adressé par mon excellent ami le docteur Barth. Ce
malade, atteint de douleurs rhumatismales pour les-

quelles il a déjà passé l'an dernier une saison à Bour-
bonne, a la langue blanche, un peu pâteuse; l'estomac
est sensible, les digestions laborieuses; à des selles
copieuses succède une constipation opiniâtre. M. P... se
plaint d'une sensibilité dans la fosse iliaque droite, où
l'on constate à la pression un léger empâtement.

M. P... prend l'eau en boisson, un bain d'un jour
l'un. Les douches ne lui sont pas administrées; il les
craint beaucoup; à cause de ses anciennes douleurs rhumatismales, le docteur Barth l'en avait éloigné. Toujours
est-il que sous l'influence du traitement l'amélioration
se prononce promptement, l'appétit revient, les douleurs
abdominales disparaissent; la langue néanmoins resta
long-temps saburrale; mais enfin le malade part après
21 jours dans un état très-satisfaisant, la langue à peu
près nette, avec un très-bon appétit et n'éprouvant plus
aucune souffrance. Une très-légère sensibilité se manifeste encore à la pression dans la fosse iliaque droite.

Nº 12. Irritation gastro-intestinale.

Voici une observation que je crois devoir insérer dans
ce travail. C'est l'histoire d'une malade qui a fait usage
des eaux de Pougues loin de la source. Chacun sait que,
dans ces conditions, les eaux minérales ont moins d'ac-

4

tion ; néanmoins, dans ce cas, elles ont produit un tel effet, que je crois qu'il est convenable d'en donner connaissance.

Mlle G..., d'Angers, âgée de 46 ans, est malade depuis 18 ans. Je l'ai soignée pendant 15 ans au moins. Elle en est venue à ne plus pouvoir manger, ne prend plus que du bouillon, vomit presque constamment. Une ou deux fois même ces vomissements présentèrent comme une solution de suie, de sorte que j'avais craint une lésion organique de l'estomac ; on ne perçoit du reste aucune tumeur dans cette région. Elle avait presque constamment la fièvre et ne pouvait plus quitter son lit. Au mois de mai 1865 je lui prescrivis l'usage des eaux de Pougues. Au mois de juillet 1866 elle m'écrivait pour me remercier de lui avoir indiqué un moyen qui lui avait, disait-elle, sauvé la vie. Pendant 3 mois Mlle G... avait fait usage des eaux de Pougues et en avait pris 50 bouteilles, et depuis 10 mois elle vivait comme tout le monde, se livrait à ses occupations, mangeait toute espèce d'aliments, ne vomissait plus et se trouvait dans un état très-satisfaisant.

J'ai voulu savoir si cette guérison persistait encore ; j'ai appris que depuis cette époque Mlle G... avait éprouvé parfois des souffrances du côté de l'estomac, qu'elle avait vomi passagèrement, mais n'avait pas été confinée au lit comme autrefois, qu'elle avait pu faire un voyage assez fatigant, qu'enfin elle se trouve toujours bien mieux qu'avant d'avoir pris les eaux de Pougues.

Nᵒ 13. Entérite chronique avec engorgement ganglionnaire mésentérique.

Marie B..., âgée de 25 ans, est malade depuis 3 ans. Son père est mort phthisique ; sa mère est maladive et présente, dit-elle, un état qui a beaucoup d'analogie avec le sien. Elle a été pendant 7 mois sans voir ses règles, qui ont reparu sous l'influence des dragées d'iodure de fer de Gille. Elle est pâle, sa langue est saburrale, elle n'a pas d'appétit ; le peu d'aliments qu'elle prend exaspère ses souffrances. Marie B... éprouve constamment des douleurs abdominales ; son ventre est tendu, engorgé ; elle est constipée et ne rend presque que des mucosités avec beaucoup de souffrances.

Je la soumets à l'usage de l'eau comme boisson, dont la dose est progressivement augmentée jusqu'à 3 verres matin et soir, des bains, puis un peu plus tard des douches froides. Pendant quelque temps l'état reste stationnaire, puis enfin son appétit devient meilleur, sa langue se nettoie. La constipation est combattue avantageusement par les douches ascendantes. Elle reprend des forces, son ventre se détend. Elle part après un mois de traitement

dans un état très-satisfaisant et présentant une grande
amélioration.

Nᵒ 14. Névropathie intestinale, anémie.

M. L..., de Paris, âgé de 50 ans, ancien négociant en
vins, maigre, nerveux, d'une constitution assez délicate,
s'est beaucoup fatigué dans son commerce par suite de
voyages répétés et en goûtant beaucoup de vins pour ses
achats, bien qu'il eût soin, dit-il, de ne pas les absorber.
Il finit par perdre l'appétit à ce genre de vie ; il éprouve
aussi des douleurs nerveuses à la région du cœur. Ces douleurs semblent avoir une origine rhumatismale. M. L...
commença d'abord par aller passer une saison assez prolongée à Plombières, où ses douleurs rhumatismales
éprouvèrent de l'adoucissement. Il revint à Paris, amé-
lioré de ce côté ; mais il avait toujours des douleurs
abdominales et pas d'appétit. Se rappelant que mon ami
le docteur Barth lui avait indiqué à la fois Pougues et
Plombières, il prit sur lui et sans le consulter de nouveau
de venir à Pougues vers la fin du mois d'août.

Sa face était pâle, amaigrie, un peu plombée ; sa phy-
sionomie exprimait la souffrance. L'examen attentif de
tous les organes ne dénotait aucune lésion ; mais les
digestions étaient pénibles et douloureuses. Le ventre
présentait une certaine sensibilité sans aucune tumeur.

En voyant cet état anémique et cette névrose intestinale, je promis au malade un prompt soulagement s'il voulait suivre exactement le traitement. Je lui administrai d'abord l'eau de Pougues à petite dose, qui fut augmentée progressivement jusqu'à 3 verres matin et soir, quelques bains, puis, au bout de huit jours, des douches froides. L'amélioration fut rapide et très-sensible ; le teint devint meilleur. Le malade reprit des forces ; il digéra avec facilité ; la sensibilité du ventre disparut, et M. L... partit très-satisfait.

Nº 15. Gastrite chronique, névrose, gravelle.

B..., âgé de 32 ans, carrier, est malade depuis 11 mois. Il a eu une affection grave (fièvre muqueuse, dit-il) qui l'a retenu plusieurs semaines au lit. Depuis il ne peut se livrer à aucune espèce de travail, a constamment mal à la tête ; ses digestions sont difficiles, il éprouve des douleurs dans tous les membres, n'a plus de forces. B... ressent également des douleurs à la région des reins, sa langue est rouge, la région de l'estomac très-sensible au toucher, et la fièvre se présente souvent.

B... prend tout d'abord 2 verres matin et soir, pour arriver à 3 et même à 4. Les digestions deviennent plus faciles, la sensibilité de l'estomac diminue. Bientôt il reçoit une douche froide par jour. L'amélioration du côté des voies digestives continue, mais la lassitude augmente. Le malade souffre du côté des reins et rend des urines chargées d'acide urique. Ce serait peut-être la crise ou poussée qui se fait sentir. Le bien-être augmente bien que les lassitudes générales persistent, et le malade retourne chez lui après 21 jours de traitement, présentant un état général assez satisfaisant, bien que ses forces ne soient pas entièrement revenues.

Nᵒ 16. Gravelle, goutte rhumatismale, accidents bilieux.

Mᵐᵉ G..., d'Amiens, âgée de 53 ans, issue de parents goutteux, grande, forte, est sujette à des souffrances périodiques, caractérisées par des douleurs siégeant surtout dans les petites articulations : coudes, poignets, coude-pieds, annonçant une goutte erratique, dont les manifestations externes se traduisent par des flux abondants de bile, garderobes répétées (elle a eu deux jaunisses légères), des urines tantôt pâles, tantôt chargées de sédiments briquetés. Il y a un an, la malade a été prise de symptômes cérébraux congestifs, traduits par la difficulté de la parole, la déviation de la langue, la paralysie des membres supérieurs. Tous ces symptômes n'ont pas eu de durée : un jour seulement. Il est resté une certaine difficulté dans la parole. Mme G... a ce que l'on appelle vulgairement la langue épaisse. Elle arrive à Pougues présentant cet embarras dans l'émission des mots et des nodosités goutteuses aux poignets et aux articulations des doigts.

L'état de cette dame demandait beaucoup de ménagements dans la direction de son traitement. Je lui fais prendre d'abord un verre d'eau matin et soir. J'augmente graduellement. Elle prend également des bains, et ce n'est qu'après une huitaine de jours qu'elle est soumise à la douche, dont le jet est dirigé surtout vers les extrémités inférieures, en commençant par la plus faible.

Mme G... se fatigue beaucoup au commencement de son traitement par des courses journalières en voiture au milieu de la plus grande chaleur et à une grande distance. Le 11e jour il survient une légère tuméfaction avec rougeur et chaleur au doigt médius de la main droite. C'est un léger accès de goutte qui n'a que 2 jours de durée. Cessation des douches pendant cet accident. Huit jours après, Mme G... éprouve une grande fatigue et une oppression pénible. Ces souffrances ont beaucoup de ressemblance avec ce qu'elle avait éprouvé il y a un an, avant ces accidents congestifs qui ont troublé sa santé. Mme G... en est quitte pour ses inquiétudes ; tout rentre

dans l'ordre, et bientôt elle reprend son traitement. Son
état s'améliore graduellement. Elle a plus de forces ; seulement ses douleurs rhumatismales persistent. Elle part
au bout de six semaines, saturée en quelque sorte d'eau,
qu'elle ne peut plus supporter.

Mme G... m'a donné depuis de ses nouvelles. L'amélioration a persisté et même a progressé. La parole n'est
plus embarrassée, les digestions sont bonnes. Elle se
loue beaucoup d'être venue à Pougues et compte y revenir l'année suivante pour compléter sa guérison.

N° 17. Catarrhe vésical chronique intense, engorgement de la prostate, anémie, dyspepsie.

M. G..., de Lyon, âgé de 49 ans et paraissant l'être
bien davantage, grand, sec, maigre, arrive à Pougues
au commencement de juillet dans un état de grand affaiblissement. Il est malade depuis 4 ans déjà ; il peut à
peine se traîner tant il est faible ; ses digestions sont laborieuses ; il a des diarrhées abondantes ; les envies
d'uriner sont fréquentes et ne peuvent être satisfaites qu'à
l'aide de la sonde ; les urines sont épaisses et laissent
déposer une boue abondante ; elles sont fortement ammo-
niacales, elles ne sont pas albumineuses. La prostate est
engorgée, mais pas d'une manière considérable ; cet état

est constaté par le toucher rectal. Le malade éprouve de vives souffrances dans la vessie, ainsi que des crampes dans les membres inférieurs, qui sont très-douloureux. L'engorgement de la prostate ne peut rendre compte de la difficulté de la miction. Ce malade a mené une vie assez orageuse. Il pourrait avoir quelques rétrécissements, bien qu'il se sonde lui-même assez facilement. Il est venu à Pougues pour combattre son catarrhe de vessie, la dyspepsie et l'état anémique, qui est chez lui très-prononcé, triade qui ne présente pas mal de difficultés à guérir. M. G... avait fait une saison à Vichy dont il n'avait retiré aucun résultat ; il avait également été une année à Contrexeville, ce qui lui avait procuré un peu de répit dans ses souffrances, mais pas assez néanmoins pour se dire soulagé. Son état de malaise et d'affaiblissement s'est beaucoup accru cette année, et il est certain qu'au premier abord il ne paraissait guère susceptible d'être guéri.

Il était arrivé avec une diarrhée intense ; son moral était très-abattu. Je trouvais qu'il avait besoin d'être observé très-attentivement et dirigé avec beaucoup de prudence dans son traitement.

M. G... commença par boire de l'eau à très-faibles doses, et arriva à en prendre 2 verres matin et soir. Ses urines s'éclaircirent assez promptement ; le dépôt diminuait graduellement, mais il était toujours obligé de se

5

sonder. Bientôt je lui fis administrer des douches froides périnéales qu'il supporta très-bien ; elles lui donnèrent plus de ton. Il prenait aussi quelques douches froides générales, mais en petite quantité : un bain tous les 2 ou 3 jours. Je voulais avant tout fortifier et tonifier mon malade, dont l'état s'améliorait chaque jour. Il eut, au bout de 8 jours, une diarrhée assez abondante qui l'inquiéta ; mais cet accident, qui pouvait être considéré comme critique, n'eut pas de suite. L'urine s'éclaircissait de plus en plus, l'appétit revenait, le malade se sentait en quelque sorte rénaître, parfois même il urinait sans se sonder ; enfin, l'appétit devint excellent, les urines claires, l'amélioration était surprenante. C'était une transformation complète, et le malade partit après 21 jours seulement, excessivement satisfait de son traitement.

Le bénéfice des eaux, m'a écrit M. G..., s'est maintenu pendant 2 mois, c'est-à-dire que l'affection catarrhale n'a pas reparu pendant tout ce temps, puis elle est revenue. Le malade n'aurait-il pas commis quelque imprudence ? Il ne me le dit pas. Il a éprouvé depuis des haut et des bas ; néanmoins, il ressent encore un certain bon effet de sa cure de Pougues, où il compte bien revenir à la saison prochaine.

M. G... peut uriner sans sonde une fois par jour, ce qu'il considère comme un avantage. Le sondage est douloureux ; ceci pourrait bien être un indice de rétrécissements.

Je ne peux en parler que d'une manière conjecturale, le malade, pendant son séjour à Pougues, n'ayant pas voulu se laisser sonder.

Nº 18. Gravelle.

Mme D..., de Paris, grande, forte, bien constituée, m'est adressée par M. le docteur Bergeron pour y être traitée d'une gravelle urique que lui avait occasionné des douleurs rénales assez intenses. Elle commence son traitement par boire 1 verre 1/2 d'eau matin et soir. Une bronchite assez grave, qu'elle avait eue à Paris quelque temps avant son départ, et dont elle conserve encore quelques symptômes, m'empêche de lui faire donner des bains et des douches. Mme D... les commence le 6ᵉ jour de son traitement, et arrive graduellement à boire 4 verres matin et soir. Elle a un très-grand appétit, n'éprouve aucune douleur rénale ; ses urines sont abondantes et transparentes, et elle ne ressent aucun accident pendant toute la durée de son traitement.

Mme D... continue, après avoir quitté Pougues, à bien se porter, et se loue d'être venue s'y débarrasser de ses souffrances.

N° 19. Gravelle, état nerveux, palpitations nerveuses, dispositions aux irritations du foie.

Mme Ch..., de Grenoble, âgée de 63 ans, est depuis 4 ans atteinte de douleurs rénales, coliques néphrétiques. Elle a souvent rendu des graviers d'acide urique, et m'en apporte un assez volumineux. Elle éprouve en même temps des palpitations qui paraissent nerveuses. Mme Ch... ne présente aucune lésion organique du cœur· Elle a souvent eu des douleurs à la région du foie, des dérangements d'estomac. Cette dame se trouve affaiblie, sans forces ; ses digestions sont pénibles et laborieuses. Elle a été passer une saison à Vichy, il y a deux ans, et n'en a éprouvé aucun bienfait. Dans sa famille elle n'a connu ni graveleux, ni goutteux ; seulement elle a eu un fils qui a été atteint de la gravelle au plus haut degré, et qui est mort de cette affection. Mme Ch... prend l'eau en boisson, des bains et même un peu plus tard des douches, qui lui sont administrées avec le plus grand ménagement, à cause de ses palpitations, de son âge et de son état de faiblesse. Sous l'influence de ce traitement, la malade éprouve une amélioration sensible ; ses forces reviennent, elles ne ressent aucune douleur rénale ; elles étaient auparavant intenses et fréquentes. Elle quitte Pougues le 21e jour, fort satisfaite de sa saison.

No 20. Néphrite , cystite.

M. P..., de Saint-Étienne, âgé de 40 ans, fort et bien
constitué, fit, au mois de septembre 1865, un voyage en
Suisse ; il ressentit une grande fatigue, qui fut suivie de
refroidissement. A la suite, il fut pris de douleurs de reins
du côté gauche, ainsi que de douleurs dans la vessie ; la
miction était pénible. M. P... est envoyé à Pougues pour
combattre ces accidents, qu'aucune médication n'a fait
disparaître. Il prend l'eau en boisson, ainsi que des bains
et des douches froides. Les douleurs de reins et de vessie,
qui étaient si tenaces, disparaissent. Un grand état de
bien-être succède aux souffrances auparavant si pénibles,
et M. P... rentre chez lui, après 21 jours de traitement,
complètement guéri.

No 21. Névrose générale, névralgie inter-costale, goutte, obésité gênante.

Mme de La M..., âgée de 56 ans, m'est adressée par
M. Gueneau de Mussy. Cette dame se plaint de souffrances générales ; ses digestions sont difficiles. Elle a presque
constamment la fièvre, et une névralgie intercostale
gauche qui alterne avec une névralgie de la tête. Ces
douleurs peuvent être en partie attribuées à une affection
goutteuse héréditaire ; tous ses ascendants ont été atteints

de la goutte. Cette dame est très-replète ; le tissus adipeux abdominal est chargé d'une couche de graisse considérable qui la gêne beaucoup. Elle est très-impressionnable et se plaint beaucoup de toutes ses misères.

La malade prend de l'eau en boisson à doses croissantes, des bains au début ; puis, au bout de 10 jours seulement, des douches générales froides. Elle redoutait beaucoup ce moyen ; aussi, est-ce avec de grandes précautions qu'elles sont administrées. L'amélioration ne tarde pas à se manifester ; les digestions deviennent plus faciles, les douleurs intercostales disparaissent. Mme de La M... conserve bien d'abord quelques douleurs du côté de la tête, mais elles ne persistent pas et cessent complètement. C'est une véritable transformation dans la santé générale. L'embonpoint, et surtout celui du ventre, diminue également. Les urines, il est vrai, étaient excessivement abondantes ; cette sécrétion a sans doute une grande influence sur la diminution de la graisse. Mme de La M... quitta Pougues après 28 jours de traitement, saturée d'eau en quelque sorte, et pour laquelle elle finit par avoir une véritable répugnance, mais enchantée du résultat qu'elle avait obtenu.

N° 22. Coliques néphrétiques, gravelle.

M. B..., de Paris, âgé de 38 ans, m'est adressé par

M. le docteur Vigla. C'est un homme grand, sec, maigre, d'une constitution délicate, d'une origine très-grave-
leuse ; deux de ses oncles sont morts de la gravelle ; son
père, qui en est atteint à un haut degré, est très-souffrant.
J'ai appris qu'il avait été lithotritié depuis. Ce malade
éprouve depuis 4 ans des douleurs néphrétiques, quel-
quefois tellement atroces, qu'il serait tenté, dit-il, de se
jeter par la fenêtre. Le moral est profondément affecté,
et cette inquiétude réagit sur l'état général.

M. B... prend l'eau de Pougues en boisson matin
et soir, des bains et des douches froides qui sont suivies
de frictions énergiques pour faciliter la réaction qui aurait
quelque difficulté à se produire.

L'amélioration ne tarde pas à se prononcer. Dans les
10 premiers jours de son traitement il éprouve par deux
fois des coliques néphrétiques qui débutent comme les
crises qu'il ressentait à Paris ; mais elles se terminent
tout-à-coup sans amener ces souffrances intolérables qu'il
éprouvait avant de venir à Pougues. Ces coliques sont
suivies d'émission d'urines très-chargées d'acide urique.
Du reste, il rend bien plus souvent du sable dans ses
urines qu'il n'en rendait avant son traitement. Peu à peu
le malade se rassure, sa figure présente moins d'inquiétude, ses digestions se font bien, et il part après 21 jours,
très-satisfait de son séjour à Pougues. J'ai eu depuis des
nouvelles de M. B... ; l'amélioration acquise a persisté.

Mme B..., également atteinte de coliques néphrétiqués, avait accompagné son mari. Elle fut soumise au régime des eaux, et s'en trouva également bien.

Ils ont une petite fille de 5 à 6 ans, qui doit être prédisposée à la même affection. Je les ai bien engagés à l'amener avec eux quand ils reviendront à Pougues pour compléter leur cure.

N° 23. Coliques néphrétiques, gravelle.

M. X...., dans une position élevée : président d'un conseil général, a déjà éprouvé, il y a quelques années, un résultat très-avantageux des eaux de Pougues pour des coliques néphrétiques. Cette année il fut obligé d'assister à des dîners nombreux dans son département avant et pendant la session du conseil général. Forcé de répondre à des toasts qui se présentaient sans fin, M. X... fut, malgré sa sobriété, contraint de boire un peu plus qu'à son ordinaire. A son retour à Paris il fut pris de coliques néphrétiques intolérales, avec émission d'acide urique. M. X... connaissait le remède à son mal ; il revint à Pougues puiser largement à la fontaine, et se débarrassa ainsi de souffrances qui n'ont plus reparu depuis.

N° 24. Fièvre intermittente rebelle.

M. T..., âgé de 35 ans, cultivateur de la Nièvre,

d'une forte constitution, a depuis 2 ans des fièvres in-
termittentes qu'il a combattues de toutes les façons. Il a
pris beaucoup de sulfate de quinine, et sa fièvre revient
constamment. Le malade éprouve des douleurs lombaires
et abdominales, et ne présente aucun gonflement notable
de la rate. Il est tout démoralisé et ne peut plus se livrer
à aucun travail.

M. T... prend l'eau en boisson, des douches chaque
jour, et immédiatement une amélioration très-sensible se
manifeste dans son état. Pendant le premier tiers de son
traitement, il éprouve 2 ou 3 accès légers de fièvre à type
tierce. Il n'en continue pas moins de boire et de recevoir
des douches; il vient même à en recevoir 2 par jour.
Après 21 jours il part, fortifié, débarrassé de ses douleurs et de sa fièvre.

Cette même année est arrivé à Pougues un monsieur
du département de Maine-et-Loire qui venait, disait-il,
y faire en quelque sorte un pélerinage de reconnaissance.
Il y a sept ans, il y était déjà venu pour une fièvre in-
termittente rebelle qu'il avait traitée de toutes les façons,
et pour laquelle il avait absorbé une quantité considérable de sulfate de quinine. Depuis son premier séjour à
Pougues l'affection n'était pas revenue, sa santé était
excellente.

6

N° 25. Goutte.

M. O..., de Bordeaux, âgé de 50 ans, a eu une jeu-
nesse assez orageuse. Il est atteint de la goutte depuis
long-temps déjà. Il n'a pas eu de parents goutteux. Sa
goutte est caractérisée principalement par des douleurs
très-vives, accompagnées de chaleur et tumeur siégeant
dans les petites articulations des pieds. Ces douleurs
viennent par accès, qui se renouvellent très-souvent et
ont parfois assez de durée. Pendant 21 jours le malade
fait usage de l'eau en boisson et n'est pas soumis à
d'autre traitement. Il n'a eu aucun accès pendant son
séjour ; auparavant ils étaient très-répétés. M. O... s'en
retourne chez lui, fortifié et marchant avec facilité.

Depuis, ses accès ont été bien plus éloignés, moins
longs et moins douloureux. Il compte revenir à la saison
prochaine pour compléter sa guérison.

N° 26. Diabète.

M. D..., âgé de 69 ans, m'est adressé par M. le professeur Béhier. Il est atteint de glucoserie qui, après avoir
été très-intense, a reculé très-sensiblement par l'usage
des eaux de Vichy et d'un régime très-animalisé. M. D...
est en traitement depuis 5 ans, mais il y avait bien plus

long-temps qu'il était atteint de cette affection sans s'en douter. Pendant 5 ans il a fréquenté Vichy. Son médecin pense que Pougues continuera le succès déjà obtenu, et il ne sera pas trompé dans son attente, bien que M. D... n'y fait qu'un court séjour ; il n'y est resté que 11 jours. J'avais eu soin de faire faire l'analyse de ses urines avant tout traitement. Elles renfermaient à ce moment 6 millièmes de glucose. Après les 11 jours une nouvelle analyse fut faite et ne donnait à peine que 2 millièmes. Du reste, la santé était excellente.

Ce résultat prouve bien l'effet de l'eau de Pougues dans le traitement de cette affection. Je sais que les années précédentes d'autres diabétiques s'en sont également bien trouvés.

N° 27. Gravelle, goître, palpitations nerveuses, anémie.

Mme B..., âgée de 33 ans, très-nerveuse, pâle, anémique, présente un goître assez prononcé, principalement du côté gauche. Dans cette partie, le cou a 36 centimètres de pourtour. Elle éprouve également des palpitations nerveuses, sans aucune trace de lésion organique. Ses yeux sont saillants ; c'est une disposition naturelle qui aurait augmenté, au dire de son mari, et cependant on

ne peut pas appeler cela une exophtalmie. (Triade de
M. le professeur Trousseau ?) Le goître gêne la respiration. De plus, cette dame a une certaine disposition à la
gravelle, et elle a souvent rendu des urines briquetées,
sans éprouver de douleurs, il est vrai. Elle est née de
parents goutteux et graveleux. Elle m'est adressée par
M. le professeur Bouillaud, qui pense que les propriétés
toniques et anti-graveleuses des eaux de Pougues lui conviendraient parfaitement.

La malade est d'abord un peu excitée par les eaux,
mais bientôt l'amélioration ne tarde pas à se manifester ;
les digestions se font bien, la goître diminue, surtout la-
téralement. Les mouvements latéraux du cou, qui étaient
gênés, deviennent plus faciles. Elle prend beaucoup de
douches, qu'elle supporte parfaitement, et part après un
mois de traitement fortifiée. Le cou au niveau du goître
ne présente plus que 34 cent. 1/2 de circonférence ;
diminution, 1 cent. 1/2.

Mme B... était accompagnée de sa petite fille, âgée de 6
à 7 ans, à laquelle je fis prendre autant que possible
l'eau en boisson pour combattre la disposition héréditaire
qu'elle doit tenir de sa mère. L'enfant volontaire et peu
docile se soumet difficilement au traitement, qui n'est pas
suivi très-régulièrement. Néanmoins, elle paraît en
éprouver un effet satisfaisant ; elle prend de la force, des
couleurs, etc.

SCROFULES.

L'administration de l'hospice de Nevers avait envoyé à Pougues plusieurs petites scrofuleuses, dont quelques-unes y étaient déjà venues les années précédentes, et d'autres y séjournaient pour la première fois. Elles y passèrent un mois. Voici 3 observations que j'ai prises chez ces jeunes malades. Elles étaient 9. Quelques-unes, qui avaient des ophtalmies scrofuleuses, n'ont pas paru en obtenir grand effet pour leur affection principale.

N° 28. Plaies fistuleuses.

Françoise R..., âgée de 15 ans, est scrofuleuse dès sa plus tendre enfance ; elle porte à la poitrine, au cou, aux bras, de nombreuses cicatrices de tumeurs strumeuses suppurées. Elle est déjà venue à Pougues plusieurs années, et s'en est généralement bien trouvée ; mais sa constitution l'emporte, et des fistules surviennent souvent. Françoise R.. présente au bras et à l'avant-bras gauche des trajets fistuleux qui fournissent une suppuration abondante. Il n'est jamais sorti de ses plaies de fragments osseux. Son apparence de santé n'est pas trop mauvaise ; le teint est bon, elle n'est pas amaigrie. Sous l'influence de l'eau bue à la fontaine et aux repas et des douches, son état s'améliore d'une manière très-notable ; ses plaies se ferment bientôt. Au mois de novembre, époque à laquelle je la revois, toutes ses plaies sont cicatrisées, le teint est excellent, les chairs sont fermes, et son état général est très-satisfaisant.

N° 29. Tumeur scrofuleuse fongueuse à la mâchoire inférieure.

Mélanie B..., âgée de 7 ans, a une constitution éminemment lymphatique. Elle vient pour la première année à Pougues. Elle est pâle ; ses chairs sont molles. Elle présente à la mâchoire inférieure, à la place de la deuxième incisive et de la canine gauche, une tumeur mollasse fongueuse qui suppure assez abondamment. Cette tumeur a été cautérisée et traitée de toute façon, sans avoir subi de modification. Sous l'influence du traitement, la constitution de l'enfant se refait. Elle reprend des forces ; son teint devient excellent. Le 1er novembre elle est fraîche, grasse ; la tumeur de la gencive a disparu et a été remplacée par les dents de la deuxième dentition. Il faut se livrer à un examen très-attentif pour trouver la trace de l'inflammation suppurative qui y existait 3 mois auparavant.

N° 30. Goître, constitution très-scrofuleuse.

Jeanne R..., âgée de 15 ans, vient pour la première

année à Pougues. Elle est pâle, maigre, toute chétive, présentant des glandes considérables au cou ; elle a une déviation de l'épine dorsale avec une gibbosité très-prononcée, ainsi qu'un engorgement de la glande thyroïde (goître). Jeanne R... se fortifie, prend du ton, des couleurs ; ses glandes ont disparu 3 mois après, et son goître a diminué. Enfin, chez elle, l'amélioration est très-sensible.

J'aurais pu ajouter d'autres faits à peu près identiques qui n'auraient été que la confirmation des premiers. Cependant je ne prétends pas que tous les malades qui sont venus à Pougues en soient partis guéris. Non. Il s'est présenté des exceptions, bien que le plus grand nombre en ait retiré du bénéfice. D'abord, il y est venu certains malades qui avaient des affections auxquelles Pougues ne convenait pas, d'autres prenaient mal les eaux et ne suivaient pas les indications qui leur étaient données. Mais encore, je le répète, c'est l'infime minorité qui ne s'en serait pas bien trouvée.

J'aurais pu faire suivre chacune de mes observations de réflexions ; j'ai préféré les donner dans toute leur simplicité : les conséquences en sont faciles à tirer.

Ainsi, nous avons vu d'abord des maladies de l'estomac et de l'intestin, qui varient depuis la gêne et la fatigue dans l'accomplissement des fonctions jusqu'aux douleurs les plus vives et les plus aiguës, accompagnées parfois du rejet des matières alimentaires par le vomissement, des engorgements du foie et de la rate, des états anémiques très-prononcés. Toutes ces affections sont modifiées avantageusement et même avec une rapidité merveilleuse par l'eau de Pougues prise en boisson, à laquelle on joint, mais pas toujours, le traitement hydrothérapique. Le soulagement est tel que les malades se considèrent comme guéris. Et cependant tous les médecins savent combien il est difficile de guérir ou même de soulager d'une manière durable toutes ces affections. Ici la guérison n'est généralement pas confirmée et définitive. Ces maladies sont très-tenaces ; elles tiennent pour la plupart à des causes qui ont modifié profondément la constitution ; elles sont souvent héréditaires. Ensuite nos malades reprennent bientôt leur ancien genre de vie ; ils vont de nouveau être soumis aux mêmes causes qui ont déjà troublé leur santé. Faudrat-il s'étonner si plusieurs ont des rechutes ? Ce qu'il y a de surprenant, c'est que les bénéfices du traitement se conservent chez un grand nombre dans de pareilles conditions. C'est que les eaux de Pougues, comme les eaux minérales en général, absorbées ainsi quotidiennement et infiltrées dans tout l'organisme, y produisent des modifications profondes.

Aussi le médecin, témoin de cette action, et sachant d'un autre côté que toutes ces affections sont très-souvent héréditaires, est tout naturellement conduit à vouloir faire un traitement préventif. Pour ma part, j'insistais fortement auprès des parents qui amenaient avec eux leurs enfants pour qu'ils les soumissent à la même médication, afin de combattre chez eux et de détruire les dispositions héréditaires qu'ils portent déjà en germe pour la plupart.

Ceci nous conduit à faire cette remarque : c'est qu'il n'est guère possible qu'une seule saison suffise pour guérir un malade, bien qu'une fois rentré chez lui il puisse de temps en temps faire usage de l'eau qui lui a rendu la santé. Nous voyons arriver à une station un malade qui souvent se plaint depuis plusieurs années d'une affection pour laquelle il a subi déjà nombre de traitements, affection souvent héréditaire, que le genre de vie, le régime et une foule de causes ont profondément enracinée. Il n'est vraiment pas possible qu'un séjour de quelques semaines auprès d'une source, quelles que soient son efficacité et les vertus appropriées à la maladie, puisse la guérir et l'enlever à tout jamais.

Il ne faut pas demander l'impossible aux eaux minérales. Ce serait vraiment l'impossible que demanderaient

7

les malades et certains médecins, qui ont très-peu de confiance dans les eaux minérales, s'ils prétendaient qu'une seule saison pût obtenir un résultat aussi complet. Généralement, il faut plusieurs saisons ; il est nécessaire que les malades fréquentent plusieurs années de suite les sources qui ont produit chez eux un bon effet.

Le traitement hydrothérapique que l'on suit à Pougues ne pourrait pas produire à lui seul les effets obtenus. Ce n'est qu'un accessoire qui vient aider l'action des eaux. C'est un moyen puissant qui fortifie l'économie, mais qui seul serait complètement insuffisant dans le plus grand nombre de cas ; souvent même il est contre-indiqué.

Le changement d'air, de régime, d'habitudes, la soustraction aux causes qui produisent ou entretiennent en partie ces affections ont bien pu aussi contribuer pour leur part à aider à la guérison, mais n'auraient pas seuls amené les effets que nous avons obtenus. C'est encore là un préjugé que d'avancer que les eaux minérales n'ont par elles-mêmes que très-peu d'action, et que le résultat obtenu est presque entièrement dû aux changements dans le genre de vie.

Si les maladies de l'estomac, du tube digestif et de ses annexes sont modifiées avantageusement par l'eau de Pougues, les affections des reins, de la vessie, la gra-

.velle, la goutte, le diabète n'en retirent pas un moindre bénéfice.

On y traite aussi avantageusement les fièvres inter-mittentes rebelles, la chlorose, les affections scrofuleuses. Mon ancien collègue d'internat des hôpitaux de Paris de Crozant, de regrettable mémoire, médecin-inspecteur des eaux minérales de Pougues, y avait institué le trai-tement des enfants scrofuleux de l'hospice de Nevers, qui a toujours continué depuis.

Nous voyons souvent des malades nous poser cette question : Pourquoi des eaux minérales, qui ont beau-coup d'action sur la gravelle, les affections de vessie, catarrhes, etc., pendant plusieurs années, n'en ont-elles plus autant après plusieurs saisons d'emploi ? Les ma-lades, n'en éprouvant plus le même bénéfice, sont obligés de changer d'eaux minérales. Ces nouvelles sources leur procurent le même soulagement, puis leur vertu s'épuise également, et ils sont obligés de passer à une autre.

Deux raisons peuvent être données pour expliquer cette action affaiblissante :

1° Généralement, le corps humain s'accoutume aux médicaments ; à la longue, un remède qui tout d'abord a beaucoup d'action finit par ne plus en avoir. Ce serait le cas de rappeler la fin de Mithridate. Tel est, par exemple, l'effet de la digitale dans les battements morbides du cœur ; elle les calme parfaitement, puis, si vous la

donnez indéfiniment, elle ne produit plus rien. Si vous
voulez qu'elle continue d'agir, il faut en suspendre mo-
mentanément l'usage pour le reprendre plus tard. De
même, une eau minérale à laquelle l'économie a fini par
s'habituer n'aura plus autant d'action.

2° Ensuite, ces affections subissent elles-mêmes une
certaine transformation. Les moyens qui avaient d'abord
agi ne peuvent plus avoir le même effet ; il faut d'autres
eaux dont la composition diffère, ou qui, même sans
différer beaucoup comme composition chimique, ont une
action différente.

C'est dans des cas semblables que le vœu émis par
M. Pidoux dans son rapport devrait recevoir son applica-
tion. Des malades ont été chercher la santé à des sources
d'eaux minérales ; ils en ont, en quelque sorte, épuisé la
vertu curative. Ils vont à d'autres sources chercher du
soulagement à leurs misères ou la guérison de leurs
maux. Que sont donc devenues ces affections ? Quelles
transformations ont-elles subies ? Ces études seraient faites
par les rapports qui pourraient s'établir entre les différents
médecins-inspecteurs. De ces rapports pourraient ressortir
des avantages nombreux pour la science et pour les malades. Un grand nombre des affections traitées aux eaux
sont héréditaires ; quoique produites par les mêmes
causes, elles se transforment et présentent des caractères
différents. Il pourrait un jour être établi à quel âge, à

quelle époque de telle maladie telle source conviendrait
le mieux. Quand un malade aurait fréquenté une source
et en aurait en quelque sorte épuisé la vertu, on pourrait
déterminer à quelle autre source il serait plus convenable
de l'envoyer.

Je sais que dans les ouvrages d'hydrologie on a essayé
déjà d'établir quelque chose de ce genre. On a voulu,
d'après la composition chimique surtout, fixer une certaine filiation ou certain degré de force, d'action ; mais je
crois que ce travail est très-incomplet et n'est encore
qu'à l'état d'ébauche. La composition chimique ne suffit
pas pour expliquer l'action des différentes sources : il y a
un ensemble de propriétés dans les eaux minérales qui
modifie souvent leur vertu. Certaines sources ont même
été négligées et considérées à tort comme peu actives,
comme ayant moins d'efficacité que d'autres plus répandues et sans motif réel. L'étude comparative n'a pas été
faite suffisamment.

J'aurais une observation à ajouter sur ce que les
anciens avaient appelé la *poussée,* sorte de crise qui aurait
été signalée comme devant se produire généralement chez
les malades après 8 à 10 jours d'usage des eaux.

Je crois que les eaux de Pougues ne produisent pas le
plus ordinairement cet effet, si surtout les malades commencent par en boire une faible dose, qu'ils augmentent
ensuite graduellement. La crise peut se produire parfois,

mais c'est l'exception et non la règle. Je ne parle pas ici de l'augmentation dans l'émission des urines, phénomène qui se produit à peu près constamment.

Les malades qui commencent par se mettre tout d'abord à boire beaucoup d'eau sans s'y être en quelque sorte préparés éprouvent souvent de petits accidents qui les forcent d'interrompre leur traitement pour le reprendre plus tard.

J'ai vu un malade qui en avait ainsi usé inconsidérément ; il fut forcé d'interrompre complètement son traitement : il s'était donné une diarrhée intense.

La plupart des malades qui commencent à prendre l'eau de Pougues éprouvent tout d'abord une certaine constipation qui n'a pas de durée ; elle est bientôt suivie d'une sorte de relâchement qui cesse bientôt aussi, et tout rentre dans l'ordre. Voilà ce qui s'observe le plus souvent. Quelques-uns n'éprouvent rien du tout.

Généralement, les malades boivent l'eau avec plaisir : elle est agréable au goût ; l'acide carbonique qu'elle contient en facilite la digestion. Mais quand l'usage en a été assez prolongé, les malades finissent par s'en lasser et éprouvent un certain dégoût, qui devient chez quelques-uns invincible. Il y a chez eux saturation ; ils sont obligés de cesser : c'est l'indication que le traitement doit s'arrêter. Ceux chez lesquels il serait nécessaire de prolonger suspendraient pendant quelques jours pour revenir plus tard à la fontaine.

Nous l'avons dit, il faut commencer par des doses faibles et augmenter graduellement. Lorsque le malade est arrivé aux deux tiers de son traitement, il est généralement convenable de diminuer graduellement, pour finir à peu près par la dose qui était employée au début.

Je me contenterai de faire ces quelques réflexions. En publiant ces observations, je viens, comme je l'ai dit en commençant, appeler l'attention des médecins sur les eaux de Pougues. J'ai seulement voulu leur faire voir qu'elles pouvaient être employées utilement, et que beaucoup de malades pouvaient y recouvrer la santé. Mon intention n'était pas de faire de théorie, mais seulement de prouver par des faits la vérité de.mes assertions.

TABLE DES MATIÈRES.

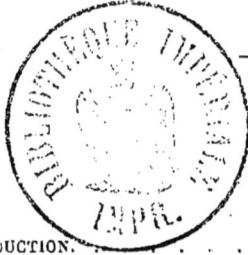

———

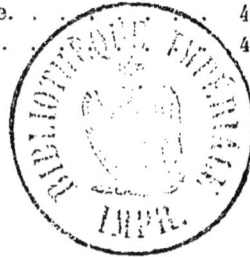

FIN DE LA TABLE.

Nevers, imp. FAY.

www.ingramcontent.com/pod-product-compliance
Lightning Source LLC
Chambersburg PA
CBHW032309210326
41520CB00047B/2359